CON GRIN SU CONOCIMIENTOS VALEN MAS

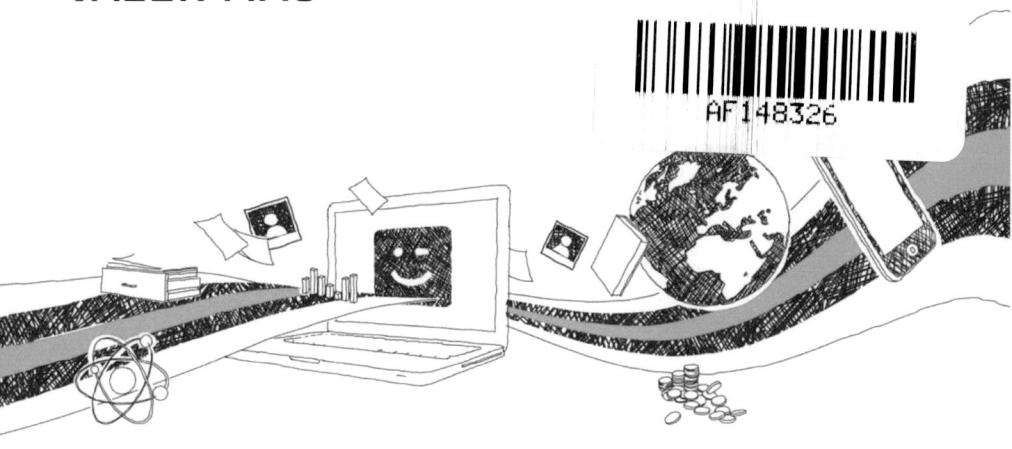
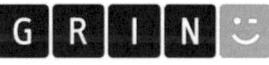

Bibliographic information published by the German National Library:

The German National Library lists this publication in the National Bibliography; detailed bibliographic data are available on the Internet at http://dnb.dnb.de .

Imprint:

Copyright © 2015 GRIN Verlag, Open Publishing GmbH
Print and binding: Books on Demand GmbH, Norderstedt Germany
ISBN: 978-3-668-10215-6

This book at GRIN:

http://www.grin.com/es/e-book/310794/contar-los-dientes-sesgo-y-perspectiva-de-genero-en-medicina

Elisabet Tasa-Vinyals

Contar los dientes: sesgo y perspectiva de género en medicina

GRIN Publishing

GRIN - Your knowledge has value

Since its foundation in 1998, GRIN has specialized in publishing academic texts by students, college teachers and other academics as e-book and printed book. The website www.grin.com is an ideal platform for presenting term papers, final papers, scientific essays, dissertations and specialist books.

Visit us on the internet:

http://www.grin.com/

http://www.facebook.com/grincom

http://www.twitter.com/grin_com

Contar los dientes: sesgo y perspectiva de género en medicina

Por Elisabet Tasa Vinyals

Departamento de Psicología Clínica y de la Salud. Facultad de Psicología.
Universitat Autònoma de Barcelona. Cerdanyola del Vallès (Barcelona), España
Gender and Health Promotion Studies Unit. Dalhousie University. Halifax, NS,
Canadá

La expresión *perspectiva de género* ha ido ganando popularidad, por lo menos en los
círculos académicos, desde hace un tiempo. Fundamentalmente, este concepto (distinto
de *sensibilidad de género*; de ello hablaremos otro día) hace referencia a un cambio de
enfoque cognitivo acerca de las cuestiones de género, que deriva en una forma diferente
de mirar e interpretar la realidad. Podríamos comparar el proceso con una operación de
cataratas en la cual se produce –de una forma que suele ser algo menos progresiva, eso
sí– un cambio de lente que nos permite, al salir del "quirófano", divisar la realidad de
una forma más certera, holística y diáfana, aunque también más intelectualmente
compleja –algo que, como es sabido, a algunas personas no les resulta atractivo. La
escritora Gemma Lienas Massot, en su multipremiada introducción al feminismo
dirigida a preadolescentes, ilustra la adopción de la perspectiva de género o feminista
con un bello símil consistente en colocarse unas "gafas violetas", las cuales permiten
corregir las muchas dioptrías de machismo que -bien inconsciente, bien orgullosamente-
carga la mayoría de la población[1]. Y es precisamente desde este sesgo perceptivo y
cognitivo que se ha construido, y se sigue construyendo encima del error acumulado, lo
que viene a llamarse el corpus de conocimiento humano. Prácticamente ningún ámbito
del conocimiento se escapa: historia, derecho, literatura, psicología, biología, economía
y -como no-, medicina. Y, como bien dijo Joseph Goebbels, "una mentira repetida mil
veces se convierte en una realidad": el error acumulado opera, casi siempre, al servicio

---

[1] Es interesante referenciar aquí los conceptos de *sexismo hostil* y *sexismo benevolente*. Ver:
Glick, P., y Fiske, S. (1997). Hostile and benevolent sexism. *Psychology Of Women Quarterly, 21*(1), 119-
135.
Glick, P., y Fiske, S. (2001). An ambivalent alliance: Hostile and benevolent sexism as complementary
justifications for gender inequality. *American Psychologist, 56*(2), 109-118.

de los intereses del *status quo*, y fundamenta las disciplinas sobre una base teórico-práctica de apariencia sólida, indiscutible e impenetrable.

...

Vivir más, pero vivir peor

En la IV Conferencia Mundial de la Mujer en Pekín (1995), la OMS reconoció la existencia de desigualdades de género en la salud, al tiempo que instó a los gobiernos a reducirlas. Los Estados miembros, entre los cuales España, han firmado desde entonces acuerdos internacionales en los que reconocen que el género es un determinante de la salud de las personas. La Declaración de Madrid (2001) reconoce que, debido a diferencias biológicas *y* a los roles de género, mujeres y hombres tienen diferentes necesidades, barreras y oportunidades en la salud. A esto, que es muy cierto en referencia a la estructura de los sistemas sanitarios, yo añadiría el hecho[2] que también tienen distintas probabilidades (factores de riesgo) y mecanismos de enfermar, y además, por medio del fenómeno del sesgo de género en la praxis médica (sí, existe y está ampliamente reportado en la literatura[3]), también difieren en la forma de ser abordados diagnóstica y terapéuticamente por parte del sistema sanitario, encarnado en la figura de las y los profesionales médicos. Es sabido que las mujeres gozan de mayor esperanza de vida, pero también sufren más morbilidad, discapacidad y cronicidad; es decir, su calidad de vida es menor[4]. Sabemos que, en parte, esto está relacionado con la

---

[2] Aludido constantemente incluso en los manuales de medicina clásicos [Kasper, D.L., Braunwald, E., Fauci, A.S., Hauser, S.L., Longo, D.L., y Jameson, J.L. (Ed.). (2005). *Harrison´s Manual of Medicine*. 16° Ed. McGraw-Hill], existen también manuales específicos sobre la cuestión [Oertelt-Prigione, S. y Regitz-Zagrosek, V. (Eds.). (2012). *Sex and gender aspects in clinical medicine*. Londres: Springer-Verlag].

[3] Para una introducción centrada en España, ver: Ruiz-Cantero, M.T. (2010). *Sesgos de género en la atención sanitaria*. Escuela Andaluza de Salud Pública. También mi articulo publicado este año: Tasa-Vinyals, E., Mora-Giral, M., y Raich-Escursell, R.M. (2015). Sesgo de género en medicina: concepto y estado de la cuestión. *C. Med. Psicosom, 113*: 14-25.

[4] Para quien no lo vea claro, algunas referencias útiles son las siguientes:
Rohlfs, I., Valls, C. y Pérez, G. (2005). Les desigualtats de gènere en la salut. En Borrell, C. y Benach, J. (Eds.), *Evolució de les desigualtats en la salut a Catalunya* (161-202). Barcelona: Editorial Mediterrània.
Holter, Ø.G., Svare, H., y Egeland, C. (2009). Gender Equality and Quality of Life. A Norwegian Perspective. Disponible en
http://www.nikk.no/wpcontent/uploads/NIKKpub2009_ligestillingspolitik_M%C3%A6nd-og-maskuliniteter-_Gender-Equality-Qualit-yo-fLifeEng.pdf
Guallar-Castillón, P., Sendino, A.R., Banegas, J.R., López-García, E., y Rodríguez-Artalejo, F. (2005). Differences in quality of life between women and men in the older population of Spain. *Soc Sci Med, 60*(6), 1229-40. Este trabajo introduce factores de estilo de vida y sociodemográficos que son, en el fondo, manifestaciones del sistema de género tal y como ha sido y viene siendo vigente históricamente (por ejemplo, el menor nivel educativo de las mujeres de edad avanzada).

relación diferencial que tienen hombres y mujeres con el sistema de salud. Por ejemplo, las mujeres usan más la atención primaria y lo hacen no sólo para ellas, sino también para la comunidad, en su rol asignado de cuidadoras; los hombres usan más los servicios terciarios -y, por tanto, tienden a acumular la utilización de las tecnologías médicas más sofisticadas y punteras[5].

De hecho, las mujeres enferman – se diagnostican – con más frecuencia que los hombres, y ello puede explicarse por razones de índole biológico, psicosocial (los roles de género) y cultural o estructural (mayor predisposición a consultar y a ser diagnosticadas, características de los instrumentos de medida que favorecen que las mujeres puntúen más, etc.). En particular, sobretodo en salud mental, cabe destacar que las características y aprendizajes vinculados al género femenino en el sistema heteropatriarcal (docilidad, baja autoestima, dependencia, baja asertividad, falta de sororidad, conflicto con la competitividad...) y la mayor vulnerabilidad objetiva al maltrato (por parte de parejas, padres, hermanos, jefes...) aumentan la probabilidad de enfermar en las mujeres. Está sobradamente descrito[6] que el estrés provoca la sobreactivación de diferentes sistemas fisiológicos y es factor de riesgo, especialmente, a nivel cardiovascular, psiquiátrico e inmunológico; por tanto, cualquier situación que implique un estrés importante y sostenido en la persona podrá relacionarse estadísticamente con patología. Respecto a la relación entre estrés y género, en mi opinión, no es ningún secreto que vivir en una sociedad patriarcal es una fuente de estrés continuada tanto para hombres como para mujeres, pero dadas las cifras quizás lo

Ogburn, T., Voss, C., y Espey, E. (2008). Barriers to women's health: why is it so hard for women to stay healthy? *Med Clin North Am., 92*(5), 993-1009.
[5] Ver: Ruiz-Cantero, M.T. y Verdú-Delgado, M. (2004). Sesgo de género en el esfuerzo terapéutico. *Gaceta Sanitaria, 18*(supl 1), 118-125.
[6] Ver, organizado por ámbitos médicos (es sólo una selección):
ENDOCRINOLOGÍA Y SÍNDROME METABÓLICA: Chrousos, G.P. (2000). The role of stress and the hypothalamic-pituitary-adrenal axis in the pathogenesis of the metabolic syndrome: neuro-endocrine and target tissue-related causes. *Int J Obes Relat Metab Disord.,24*(Suppl 2), 50-5.
SÍNDROME CORONARIO: Russek, H.I. (1967). Role of emotional stress in the etiology of clinical coronary heart disease. *Chest, 52*(1), 1-9.
DERMATOLOGÍA: Kimyai-Asadi, A., y Usman, A. (2001). The role of psychological stress in skin disease. *Journal of Cutaneous Medicine and Surgery, 5*(2), 140-145.
INFECTOLOGÍA: Peterson, P.K., Chao, C.C., Molitor, T., Murtaugh, M., Strgar, F., y Sharp, B.M. (1991). Stress and Pathogenesis of Infectious Disease. *Clin Infect Dis.,13*(4), 710-720.
Sheridan, J.F., Dobbs, C., Brown, D., y Zwilling, B. (1994).Psychoneuroimmunology: stress effects on pathogenesis and immunity during infection. *Clin. Microbiol. Rev.,7*(2), 200-212.

es especialmente para estas últimas[7]. Sufrir por si seremos violadas si salimos solas de noche, o de día, o si vestimos pantalones, o falda; anticipar los sentimientos negativos y destructivos que me invadirán si hoy alguien me llama *loca* o *gorda* o *tonta*, y aún más cuando, según la publicidad y la educación recibida, lo más probable es que me merezca estos calificativos por no ser lo bastante *superwoman*; experimentar ansiedad de anticipación por si alguien me acosará verbal o físicamente (sexualmente) por la calle o en el trabajo; sufrir por si me despedirán por quedarme embarazada; preocuparme por quién irá a buscar a las niñas al colegio, preparará la comida, cuidará de los abuelos y trabajará ocho horas al día, etc. Y esto cada día, 24/7[8]. Algunas personas me hicieron notar un día su sorpresa por una noticia que relacionaba inversamente la soltería con el riesgo de padecer eventos cardiovasculares; quizás pueda ser interesante pensar cuál es el día a día de una mujer casada promedio y compararlo con el de una mujer soltera promedio, y éste con el de una mujer divorciada cuidadora principal de los hijos en solitario por orden y gracia de una sentencia judicial[9].

"Las características y aprendizajes vinculados al género femenino en el sistema heteropatriarcal (docilidad, baja autoestima, dependencia, baja asertividad, falta de sororidad, conflicto con la competitividad...) y la

---

[7] Sobre la ansiedad como experiencia generada, ver: Eisler, R.M., Skidmore, J.R., y Ward, C.H. (1988). Masculine Gender-Role Stress: Predictor of Anger, Anxiety, and Health-Risk Behaviors. *Journal of Personality Assessment, 52*(1), 133-141.
Sobre violencias de género, particularmente sexual, y ansiedad: Krug, E.G., Mercy, J.A., Dahlberg, L.L., y Zwi, A.B. (2002). The world report on violence and health. *The Lancet, 360*(9339) 1083-1088.
Calhoun, K.S., Atkeson, B.M., Resick, P.A. (1982). A longitudinal examination of fear reactions in victims of rape. *Journal of Counseling Psychology, 29*(6), 655-661.
Sobre los correlatos de salud de las violencias sexuales, consultar: WHO, Department of Reproductive Health and Research, London School of Hygiene and Tropical Medicine, South African Medical Research Council. (2013). Global and regional estimates of violence against women Prevalence and health effects of intimate partner violence and non-partner sexual violence. Disponible en: http://www.who.int/reproductivehealth/publications/violence/9789241564625/en/
[8] En Suecia se ha estudiado bien la enfermedad coronaria por estrés asociado a cuestiones de género, mediante el Stockholm Female Coronary Risk Study, el cual ha generado múltiples publicaciones. Por ejemplo:
Orth-Gomér, K., y Leineweber, C. (2005). Multiple stressors and coronary disease in women. The Stockholm Female Coronary Risk Study. *Biol.Psychol., 69*, 57-66.
Orth-Gomér, K., Wamala, S.P., Horsten, M., Schenck-Gustafsson, K., Schneiderman, N., y Mittleman, M.A. (2000). Marital stress worsens prognosis in women with coronary heart disease: The Stockholm Female Coronary Risk Study. *JAMA, 284*(23), 3008-3014.
Orth-Gomér, K., Schneiderman, N., Wang, H.X., Walldin, C., Blom, M., y Jernberg, T. (2009). Stress reduction prolongs life in women with coronary disease: The Stockholm women's intervention trial for coronary heart disease (SWITCHD). *Circulation: Cardiovascular Quality and Outcomes, 2*(1), 25-32.
[9] Para profundizar en esta cuestión concreta, si se domina el francés, es interesante echar una ojeada a este grupo: https://www.facebook.com/Abandon.de.Famille?fref=ts

mayor vulnerabilidad objetiva al maltrato (por parte de parejas, padres, hermanos, jefes…) aumentan la probabilidad de enfermar en las mujeres"

Sin embargo, si bien el reconocimiento de la realidad diferencial de los géneros es necesario para la construcción de un sistema sanitario no solamente más justo y eficiente, sino también -llanamente- más realista, no es suficiente. Un proceso similar ocurrió con la población infantil versus la adulta, puesto que antiguamente se concebía a los niños como hombres miniatura (por si alguien se lo pregunta, las niñas venían a ser la versión *soft* de los niños, y las mujeres la de los hombres), mientras que un estudio más pormenorizado – y, sobretodo, la colocación de una lente cognitiva adecuada – puso de manifiesto que, en realidad, se trata de poblaciones cualitativamente diferentes, surgiendo de ello la pediatría. En aquel caso, pues, fue necesaria la creación de una especialidad médica específica; y organizativamente, concluido el periodo competencial de la misma, las criaturas son integradas en el sistema general de salud. ¿Cuál es, sin embargo, este sistema *general* de salud, que se construye por y para una minoría prototípica? Lo expuesto hasta aquí para el caso del género aplica también, obviamente en un marco interseccional, con otros sistemas de poder como pueden ser la etnia o la orientación sexual. ¿Cuántas personas en la población acumulan realmente las características correspondientes a los diferentes polos de poder (hombres, heterosexuales, blancos, de mediana edad, cissexuales, neurotípicos…)?

Sin embargo, es muy importante comprender que una medicina sesgada perjudica no únicamente los individuos que se sitúan, en un hipotético sumatorio interseccional, a la periferia del poder; también puede resultar perniciosa para aquellos sujetos que se han tomado como referencia, como en el caso del sesgo de género podrían ser los hombres hetero y cissexuales. Este fenómeno, conocido en la literatura como *mixed-blessing of male gender*, puede operar por mecanismos muy diferentes, pero algunos de ellos son especialmente esclarecedores en el campo que nos ocupa. El primero es la eventual sobreprescripción de pruebas diagnósticas y procedimientos, en algunos casos invasivos, a los cuales se pueden ver sometidos los hombres como otra cara de la moneda de lo que ocurre generalmente con las mujeres; en otros casos, en cambio, sobre todo en las patologías más feminizadas, sus síntomas y signos pueden merecer menos atención y ser infradiagnosticados y tratados. En segundo lugar, la masculinidad heteropatriarcal como rol puede actuar como factor modulador en el proceso de búsqueda de ayuda médica (por ejemplo, tardar más en consultar por vergüenza ante un problema sexual) o en el proceso de patogénesis en forma de factores de riesgo/protectores (por ejemplo, la costumbre masculina de fumar en las sociedades más tradicionales, la mayor presión de grupo para emprender conductas de riesgo para la propia vida y para la de las demás personas, o la educación emocional deficiente que reduce las competencias de los chicos y hombres para gestionar exitosamente su universo afectivo[10]). En tercer lugar, y centrándonos sobre todo en países en vías de desarrollo, la salud reproductiva de las mujeres es una variable clave para la salud de su descendencia, tanto femenina como masculina[11]; los hijos varones de madres bien atendidas durante el embarazo, el puerperio y el posparto tienen mayores probabilidades de gozar de buena salud, y para que ello sea posible la salud de las mujeres tiene que ser una prioridad en sus comunidades[12].

...

"La salud femenina"

A menudo hablamos de inequidad en salud (*inequity in health*) para nombrar la falta de equidad u homogeneidad observable en la distribución de la enfermedad, aunque una definición más completa debe incluir también – a mi parecer – la falta de equidad en los niveles asistencial e investigador. Hombres y mujeres son, como es fácilmente observable, dos poblaciones aparentemente iguales en derechos en nuestra sociedad, pero diferentes en materia de salud. Sin embargo, tradicionalmente se ha considerado la existencia de una población (un "paciente", una humanidad), resultando en la invisibilización, bajo el manto de una pretendida normatividad, de una enorme complejidad de realidades no únicamente tan válidas como aquella tomada como referencia, sino incluso – como apuntábamos hace un momento – más numerosas. La normatividad que basa la clasificación de presentaciones clínicas, respuestas a los

---

[10] Ver Sánchez-Núñez, M.T., Fernández-Berrocal, P., Montañés-Rodríguez, J., Latorre-Postigo, J.M. (2008). ¿Es la inteligencia emocional una cuestión de género? Socialización de las competencias emocionales en hombres y mujeres y sus implicaciones. *Revista Electrónica de Investigación Psicoeducativa, 6*(2), 455-474.
[11] Lo explica excelentemente Amartya Sen en: Sen, A. (2001). The many faces of gender inequality. The New Republic.
[12] Tanto es así, que este tema es una prioridad en los programas de estudio en el ámbito de SRHR (Sexual and Reproductive Human Rights). Es casi imprescindible el visionado de este vídeo: Interview with Neelam Singh, Consultant Obstetrician & Gynaecologist, India (en inglés): https://class.coursera.org/globalsrhr-001/lecture/49

tratamientos, etc. en *típicas* y *atípicas*, como se enseña en las facultades de medicina, es en muchas ocasiones relativamente absurda, en tanto que estas presentaciones no responden efectivamente a una distinta probabilidad de ocurrencia temporal, sino a un patrón idiosincrático de enfermar o sanar hasta cierto punto predecible en base a características individuales, producto de la biología, de la cultura o de ambas.

El establecimiento de poblaciones y subpoblaciones puede resultar, en sí mismo, discriminatorio e injusto; y tiene en todo caso un efecto lingüístico performativo claro. Ello es lo que se hace cuando se emplean, por ejemplo, expresiones tan androcéntricas como "salud de la mujer", expresión referida habitualmente al ámbito ginecológico y relacionados. Esta expresión se enmarca en un contexto cognitivo en el cual la salud es una, universal y masculina, y por tanto los "casos especiales", las subpoblaciones específicas dentro de este humano universal, tienen que considerarse a parte y recibir una denominación específica. Nadie usa la expresión "salud del hombre" o "clínica para el hombre" para referirse a especialidades como la urología (que, aunque no exclusivamente, trata la patología del aparato genital masculino) o la andrología. Nadie parece reparar en el hecho que la cardiología, la neumología, la hepatología, etc. también forman parte de un sistema sanitario que atiende a las pacientes mujeres; la "salud de la mujer" es sinónimo de todo lo concerniente al aparato genital femenino, y ello se basa en el reduccionismo biológico heteropatriarcal que significa a la mujer como ser reproductor. Lo específicamente concerniente a ella es "femenino"; lo común, lo concerniente a lo humano, es "universal", y como el universal es masculino, *la humanidad* se transforma en *el hombre*. La persona que tenemos delante en la consulta, o bien es un hombre ("el paciente") o bien es un ser con vagina, que cuando precisa ser encajado en las especialidades médicas no específicamente femeninas -¡oh, sorpresa!- responde mal, se comporta *atípicamente* ante nuestras anamnesis, pruebas e intervenciones. Incluso se empeña en presentar cuadros clínicos *atípicos* y *médicamente inexplicables*, como la fibromialgia. Por ello nos puede generar, como clínicos, complejas entramados emocionales de frustración e incomprensión, que derivan en los correspondientes mecanismos de defensa (evasión, evitación, hastío para con la paciente y sus demandas, que deslegitimaremos y desacreditaremos desde nuestro sacro saber médico). La paciente, ser perceptivo como es característico de cualquier ser humano, advertirá nuestro desagrado, nuestro desencanto, incluso nuestro miedo a verla una y otra vez sin que nuestro paradigma mental y científico pueda responder a su sufrimiento; y posiblemente, agotada otra vía más en su desesperado recorrido por el sistema sanitario, esta paciente acabe arrastrando su problema de salud hasta la puerta de proveedores de servicios milagrosos varios, donde quizás será tratada con bolitas homeopáticas de glucosa a 40 euros el botecito[13]. Se establece y mantiene, por tanto, un sistema que aumenta la probabilidad de cronificación o eternización de los síntomas, lo cual puede propiciar su integración – facilitada por el personal sanitario – en la biografía personal (por ejemplo, en forma de autocaracterización como persona "débil", "torpe", "nerviosa" o "depresiva", caracterizaciones que los psicólogos estamos habituados a escuchar en consulta, mucho más frecuentemente en pacientes femeninas que masculinos).

"Lo específicamente concerniente a ella es "femenino"; lo común, lo concerniente a lo humano, es "universal", y como el universal es masculino, *la humanidad* se transforma en *el hombre*"

La justificación del encaje deficiente de la periferia del poder en las sólidas estructuras nosológicas que les son ajenas pasa necesariamente por el ejercicio del lenguaje. *Atípico*, que fundamentalmente quiere decir no-normativo, aunque conecta con significados como *raro* o *recalcitrante* ("mira que eres atípica, hija mía, ¡debería darte vergüenza darnos tanto trabajo!", parecemos decir a nuestras pacientes al usar tales expresiones); *fibromialgia o síndrome del intestino irritable,* diagnósticos de exclusión, entidades tan vagas que parecen palabrejas inventadas para seguir sonando médicos mientras decimos, más o menos, "no tengo ni idea de lo que te pasa, pero lo que es seguro es que eres muy nerviosa" (¿y quién no iría por la vida nerviosa en un mundo hecho para las necesidades de otras personas?); *fatiga crónica,* una verdadera perla (¿cómo no vas a estar crónicamente fatigada si llevas 20 años soportando una triple jornada laboral?). A propósito del lenguaje, he aquí un ejemplo curioso. Baron Cohen[14] habla de un contínuum entre el cerebro extremamente masculino – caracterizado por la necesidad de entender y construir sistemas basados en reglas sistemáticas – y el cerebro extremamente femenino – caracterizado por la necesidad de entender los estados mentales del otro y responder adecuadamente. El cerebro femenino, por tanto, es más emocionalmente y socialmente activo; por el contrario, el

---

[13] Ver: https://www.homeopathyawarenessweek.org/
[14] Ver: http://espectroautista.info/ficheros/bibliograf%C3%ADa/baron2009aes.pdf

masculino es más tendente a lo obsesivo. Es interesante notar como a menudo se han usado las palabras "histriónico", "histérico" o "neurótico" como sinónimos de la forma de funcionar del cerebro femenino, todos ellos términos que conectan con una connotación claramente negativa, mientras que, en cambio, el adjetivo "obsesivo" es, como mínimo, ambivalente (en nuestra sociedad, por ejemplo, se considera positivo trabajar de forma continuada y tenaz, "obsesiva").

...

No son "nervios" ni es "normal": el cansancio o la irritabilidad son síntomas

Las mujeres han sido durante mucho tiempo consideradas como una subpoblación específica, siendo menos estudiadas; y la falta de ciencia ha dado lugar al mito, con lo cual existen muchas creencias entre los y las mismas profesionales sanitarias acerca de los problemas de salud propios de las mujeres. Como nos recordaba la Dra. Lluïsa Garcia-Esteve, experta en perspectiva de género en salud mental, el año pasado en una conferencia en la Universitat Autònoma de Barcelona, Aristóteles manifestaba encarecidamente que las mujeres tenían menos dientes que los hombres, y conforme a esta creencia actuó probablemente toda su vida sin ocurrírsele pedir a ninguna de las dos esposas que tuvo que abriera la boca para poder contárselos. Para comprender esta conducta, debemos obligatoriamente situarnos en un marco cognitivo en el cual la importancia de los atributos que puedan o no tener las mujeres es absolutamente nula, fuera del potencial cómico o anecdótico – despreciativo y legitimador de la violencia estructural – que puedan tener para el hombre. De hecho, autores clásicos como Freud (aunque misógino empedernido) o Marcé ya formularon algunos de los principios básicos de la perspectiva de género en salud, por lo que hay quien opina que lo que ha tenido lugar es un proceso de alejamiento o "desenfoque" de la clínica, sólo subsanable si se reencuentra la lente de la perspectiva de género. Ello no resulta sorprendente, conociendo la tendencia uniformizadora que durante muchas décadas ha adoptado la medicina, muy ligada a la restricción del prestigio a las disciplinas metodológicamente parecidas a las ciencias puras. Sin embargo, aunque la aparición de la ciencia desplace al mito, debemos tener en cuenta que la ciencia no es neutra, porque a menudo los estudios científicos se diseñan de forma sesgada.

"La falta de ciencia ha dado lugar al mito, con lo cual existen muchas creencias entre los y las mismas profesionales sanitarias acerca de los problemas de salud propios de las mujeres"

Aunque ya hace tiempo que no está prohibido incluir mujeres en edad fértil en los ensayos clínicos, y que numerosos organismos internacionales han pasado a promover que se haga, no todos los ensayos clínicos que se publican son adecuadamente representativos en cuestión de sexo-género en relación a la situación clínica que pretenden estudiar; y en muy pocos se realiza un análisis de los datos específico de género. Las consecuencias más dramáticas de la exclusión sistemática de la mujer en la investigación biomédica se dan en la práctica clínica, donde por norma general se olvida -o, más frecuentemente, se ignora totalmente- la perspectiva de género. Por ejemplo, el cansancio y el dolor son dos de los síntomas más frecuentes en las mujeres, seguidos de depresión y ansiedad; se trata de síntomas asociados a la anemia, y se ha visto que un alto porcentaje de mujeres padecen anemia no diagnosticada. Pues bien, un médico o médica con perspectiva de género solicitaría por sistema una analítica con hemograma completo (hemoglobina, VCM[15], etc.) de una mujer en etapa reproductiva, cosa que actualmente no siempre se hace. En cambio, si un hombre de mediana edad viene quejándose de bajo estado de ánimo, dolores inespecíficos e incapacitantes por todo el cuerpo, y un cansancio que le hace la vida imposible, probablemente se irá del consultorio con una cita para una extracción de sangre, como mínimo. Existen en la praxis clínica multitud de estereotipias de género que determinan una actitud distinta del médico ante un o una paciente; es frecuente, por ejemplo, que se justifiquen y deslegitimen síntomas con creencias absolutamente absurdas e incluso descalificatorias, como por ejemplo decir que una mujer sometida a una doble jornada laboral que se queja de astenia "sólo quiere la baja" o que la depresión postparto es normal "porque el parto te pone muy nerviosa". Dichas estereotipias, combinadas con la ignorancia que propicia la perpetuación de creencias varias, se halla detrás de la violencia obstétrica, que puede definirse como el conjunto de actitudes y conductas médicas irrespetuosas y degradantes hacia las pacientes en el transcurso de los procesos fisiológicos del embarazo y el parto. Aunque, remarco, cuando hablamos de sesgos y perspectiva de género en salud es un inmenso error centrarnos en las esferas específicas de la salud femenina.

---

[15] Volumen Corpuscular Medio de los hematíes

En resumen: si tomamos y estudiamos al hombre – tanto en sentido literal como semiológico – como prototipo y luego extrapolamos sus idiosincrasias a la población general, nos situaremos ante un panorama de conocimiento parcial – o de desconocimiento más o menos total – de la realidad femenina. Ante este desconocimiento, el sujeto cognoscente podrá proceder fundamentalmente de dos formas: *a)* asignar a la mujer las características que sabemos ciertas para el hombre, asumiendo así que la mujer es fundamentalmente un "hombre con vagina", igual que durante mucho tiempo una criatura fue un "hombre pequeño (extrapolación androcéntrica); o *b)* Asignar a la mujer características propias por comparación relativa con las que creemos ciertas para el hombre, en términos de "es más *X*" o "es menos *Y*" o "no es tan *Z*" como el hombre, usando para determinar el sentido de estas desviaciones el corpus de creencias y roles de género que establece el sistema heteropatriarcal. Tenemos aquí, pues, -que sorpresa!- los 2 mecanismos básicos -ya clásicos- de la génesis del sesgo de genero según Ruiz y Verbrugge en 1997[16], reenunciados por Risberg, Johansson y Hamberg en 2009[17].

Hablamos, por tanto, de una profunda y radical desigualdad de salud por motivo de género, evitable y esencialmente injusta. Incorporar la perspectiva de género en la salud es un reto para gestores y profesionales que requiere hacer nuestro el concepto de salud integral, en el cual la salud es un proceso en el cual interactúan la biología, el contexto social y la experiencia vivida; factores que, indiscutiblemente, afectan de manera diferente a hombres y mujeres. Un sistema sanitario que no lo tenga en cuenta no puede ser equitativo ni democrático.

---

[16] Ruiz, M.T. y Verbrugge, M. (1997). A two way view of gender bias in medicine. Journal of Epidemiology and Community Health, 51, 106-109.

[17] Risberg, G., Johansson, E.E. y Hamberg, K. (2009). A theoretical model for analysing gender bias in medicine. International Journal for Equity in Health, 8, 28.

CON GRIN SU CONOCIMIENTOS VALEN MAS

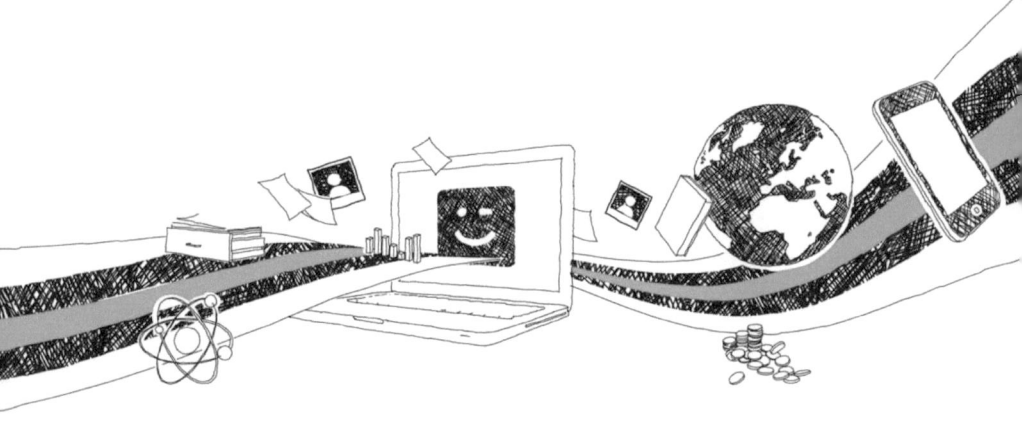

- Publicamos su trabajo académico, tesis y tesina

- Su propio eBook y libro - en todos los comercios importantes del mundo

- Cada venta le sale rentable

Ahora suba en www.GRIN.com
y publique gratis

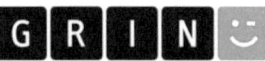